Rehan Nasir Khan
Syed Zafar Zaidi

A micção é mais eficiente na posição de pé?

Rehan Nasir Khan
Syed Zafar Zaidi

A micção é mais eficiente na posição de pé?

ScienciaScripts

Imprint

Any brand names and product names mentioned in this book are subject to trademark, brand or patent protection and are trademarks or registered trademarks of their respective holders. The use of brand names, product names, common names, trade names, product descriptions etc. even without a particular marking in this work is in no way to be construed to mean that such names may be regarded as unrestricted in respect of trademark and brand protection legislation and could thus be used by anyone.

Cover image: www.ingimage.com

This book is a translation from the original published under ISBN 978-620-2-05790-5.

Publisher:
Sciencia Scripts
is a trademark of
Dodo Books Indian Ocean Ltd. and OmniScriptum S.R.L publishing group

120 High Road, East Finchley, London, N2 9ED, United Kingdom
Str. Armeneasca 28/1, office 1, Chisinau MD-2012, Republic of Moldova, Europe
Printed at: see last page
ISBN: 978-620-7-85387-8

DIVULGAÇÕES

O manuscrito que se segue é uma versão actualizada de uma dissertação apresentada ao **College of Physicians and Surgeons Pakistan**, *para a minha bolsa de estudos em Urologia em 2014.*

O material desta dissertação foi posteriormente adaptado para um artigo científico, intitulado "Comparison **of position-related changes on uroflowmetric parameters in healthy young men**", *publicado no* <u>Journal Of Pakistan Medical Association</u> *em junho de 2017.*

DEDICAÇÕES

Dedico este manuscrito à minha querida mãe - uma dona de casa de personalidade forte, que se esforçou muito para garantir que eu atingisse os meus objectivos na vida.

E à minha querida esposa, que sempre me apoiou em todos os momentos e sempre me encorajou a aspirar a mais.

AGRADECIMENTOS

Sinto-me muito grato a muitos. É impossível reconhecer todas as pessoas que contribuíram para a conclusão desta dissertação e para a minha formação cirúrgica. Gostaria de expressar a minha profunda gratidão aos meus professores, especialmente ao **Dr. Syed Zafar Zaidi.** *O Dr. Syed Zafar Zaidi é um cirurgião extraordinário e um mentor espantoso. Foi uma fonte constante de encorajamento ao longo da minha formação e fez as críticas necessárias que moldaram a minha prática clínica e a minha abordagem profissional. Mesmo muito depois de ter concluído a minha formação, o Dr. Zaidi nunca se coibiu de me dar conselhos ou orientações, sempre que necessário.*

ÍNDICE DE CONTEÚDOS

Resumo

Introdução:

A urofluxometria é uma ferramenta de diagnóstico simples e não invasiva, utilizada para calcular o caudal de urina. Fornece uma representação gráfica do fluxo do doente e pode ser efectuada em posição de pé, sentada e mesmo agachada. Alguns estudos (1) referem também a posição prona/recostada, sentada, e mesmo em posições agachadas (para casos acamados).

Tendo em conta as normas sociais e as tradições da nossa região, uma grande parte da população prefere as posições de cócoras e sentada. Queríamos ver se havia uma diferença na posição de esvaziamento que influenciasse as funções de esvaziamento.

Objetivo:

Determinar a diferença média do débito urinário máximo e do volume de urina residual pós-micção na posição sentada e em pé, em homens saudáveis entre os 18 e os 45 anos de idade.

Métodos:

Uma série de casos descritiva, realizada no Departamento de Urologia do Indus Hospital Korangi Karachi, de outubro de 2013 a março de 2014. Foi utilizada uma técnica de amostragem consecutiva e não probabilística para induzir os doentes. Foi pedido a cada voluntário que efectuasse urofluxometria nas posições sentada e de pé, em dois dias distintos, e foi avaliado o volume residual pós-esvaziamento após cada teste. Os valores do caudal máximo (Qmax), do caudal médio (Qave), do volume evacuado (VV) e da RVP foram comparados entre as três posições diferentes de evacuação.

Critérios de exclusão:

Doentes com défices neurológicos, diabetes mellitus, estenose uretral, aumento benigno da próstata, cancro urológico e antecedentes de doença dos cálculos do trato urinário inferior

Resultados:

Foram incluídos neste estudo 50 voluntários; a idade, o peso e a altura dos participantes foram de 29,3±5,3 anos, 69,7±11,1 kg e 69,7±11,1 cm, respetivamente. Os valores médios de Qmax para as posições de esvaziamento em pé e sentado do grupo de doentes foram de 32(25-40,2) e 29,5(0,0-10,2), respetivamente, e os valores médios de Qave foram de 16,9±6,4 vs 14,8±5 ml/seg, respetivamente. Foi observada uma diferença significativa em ambas as posições de micção relativamente ao Qmax e ao Qave (p=0,001, 0,003). No entanto, não há diferença estatisticamente significativa no volume evacuado ou no volume residual pós-esvaziamento (p=0,676, 0,771) entre os dois grupos.

Conclusões:

Os nossos dados sugerem que a posição de esvaziamento em pé em pessoas saudáveis influencia os resultados da urofluxometria e está associada a taxas de fluxo mais elevadas. No entanto, as diferentes posições de micção não têm qualquer efeito sobre o volume residual de urina.

Introdução:

A urodinâmica é um teste simples e não invasivo, que fornece dados objectivos valiosos sobre o fluxo urinário de um doente. Está facilmente disponível e é um teste urodinâmico amplamente aceite, tanto para o diagnóstico como para o acompanhamento de doentes com LUTS.

A urofluxometria pode ser influenciada por uma variedade de factores internos e externos, que incluem a idade, o sexo, a etnia, o volume evacuado (VV) e o estado psicológico dos doentes(2).

A micção em si é o resultado de uma interação complexa e bem inter-relacionada entre a bexiga e a uretra sob influência do sistema nervoso central(3). Uma multiplicidade de factores mecânicos afecta a micção em diferentes situações. Estes factores incluem a pressão dos músculos abdominais e das vísceras(4) e a transmissão desta pressão à bexiga e à uretra(5). O grau de relaxamento do pavimento pélvico, a posição da bexiga na pélvis, o ângulo entre o colo vesical e a uretra(6) e o grau de relaxamento dos músculos anteriores da coxa e dos adutores também podem afetar diretamente o relaxamento dos músculos do pavimento pélvico(7).

Outro fator que pode influenciar os resultados da urofluxometria é a posição de micção, que, por sua vez, está relacionada com o estado de saúde do indivíduo e com as suas características sociais e culturais. Foram efectuados vários estudos para investigar a influência da posição de micção nos parâmetros urofluxométricos. Até à data, os resultados destes estudos têm sido inconsistentes. Alguns defendem que a posição de micção afecta efetivamente os parâmetros urofluxométricos, enquanto outros provaram o contrário(8-10).

Os estudos que apoiam a relação entre a posição de micção e os parâmetros urofluxométricos atribuem este facto às alterações posicionais dos músculos do pavimento pélvico e da coxa como prováveis responsáveis pelos seus resultados. Tendo em conta que as posições sentada e de cócoras são os hábitos de micção mais preferidos na parte oriental do mundo, a tradição ou as influências religiosas também foram propostas como outra explicação para essas diferenças. Mas estas teorias precisam de ser comprovadas com mais intervenções, porque também há alguns estudos que se opõem a estes resultados(11-13).

O presente estudo foi concebido para comparar os parâmetros urofluxométricos em diferentes posições miccionais e para discriminar a melhor posição miccional, numa população de jovens saudáveis do sexo masculino. Tendo em conta que estudos anteriores () demonstraram que não existe diferença significativa nos parâmetros urofluxométricos entre as posições sentada e agachada, desenhámos o nosso estudo para avaliar os parâmetros urofluxométricos nas posições sentada e de pé.

CAPÍTULO 1
Revisão da literatura
EMBRYOLOGIA

Entre a quarta e a quinta semanas de vida fetal, a cloaca é separada da cavidade amniótica pela membrana cloacal(14). A cloaca é dividida em seio urogenital (UG) e intestino posterior pelo septo uretral, que desce de forma rostral para caudal (Figura 1). A bexiga urinária e a uretra posterior desenvolvem-se a partir do seio urogenital. O septo urectal, por si só, é criado pela proliferação, migração e fusão de pregas mesodérmicas, que surgem das paredes laterais da cloaca. À medida que o septo urectal se propaga/cresce em direção ao aspeto caudal da cloaca, as pregas cloacais, que se encontram na porção dorsal da membrana cloacal, fundem-se para formar o períneo rudimentar. Subsequentemente, a membrana cloacal sofre uma rutura, o que resulta na abertura do intestino grosso e da cloaca fálica separadamente para o exterior, divididos pelo septo urectal (Figura 2).

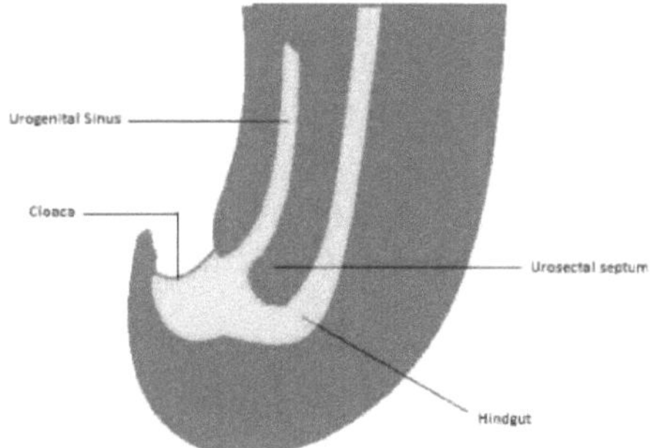

Figure 1 : A cloaca é dividida em seio urogenital (precursor da bexiga e da uretra posterior) e intestino posterior pelo septo urectal.

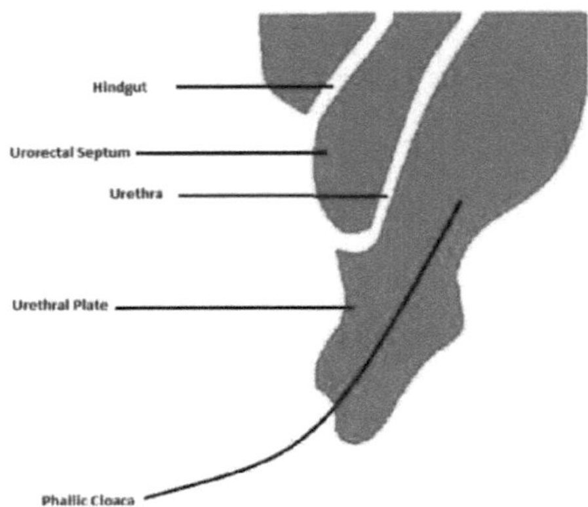

Figure 2 O septo urectal continua a descer e a membrana cloacal sofre uma rutura. O intestino grosso e a cloaca fálica abrem-se agora separadamente para o exterior.

O seio urogenital propriamente dito diferencia-se em três segmentos(15, 16). A bexiga urinária é a parte superior e maior destes segmentos. A bexiga é inicialmente contínua com o alantoide. Gradualmente, o lúmen do alantoide oblitera-se e forma um cordão fibroso espesso, o úraco. Esta estrutura liga o ápice da bexiga ao umbigo. O úraco forma o ligamento umbilical mediano no adulto.

O segmento "pélvico" médio do seio urogenital forma um canal bastante estreito, que se diferencia das partes prostática e membranosa da uretra, no homem.

O segmento mais distal forma a parte fálica do seio urogenital. Este segmento torna-se verticalmente achatado. À medida que o tubérculo genital cresce, este segmento será puxado ventralmente.

As porções caudais dos ductos mesonéfricos são absorvidas pela parede da bexiga urinária, à medida que a cloaca se desenvolve. Eventualmente, as protuberâncias dos ductos mesonéfricos entram na bexiga e formam os ureteres. Devido à ascensão dos rins, os orifícios ureterais migram na direção craniana. Os ductos ejaculatórios originam-se dos ductos mesonéfricos, aproximam-se uns dos outros e abrem-se na uretra prostática. O trígono da bexiga é inteiramente de origem mesodérmica, assim como os ductos mesonéfricos e os ureteres. O revestimento mesodérmico da bexiga e do trígono é gradualmente substituído por epitélio endodérmico.

URETHRA

O epitélio uretral origina-se na endoderme. Ele envolve o tecido conjuntivo e as fibras musculares lisas que surgem do mesoderma esplâncnico. No final do primeiro trimestre, inicia-se a proliferação do epitélio uretral prostático(17). A partir deste, originam-se numerosas protuberâncias que acabam por penetrar no mesênquima que envolve o epitélio. Estes crescimentos, ou "botões", formam a glândula prostática nos homens e dão origem às glândulas uretrais e parauretrais nas mulheres.

Anatomia:

A bexiga urinária

A bexiga urinária é um órgão pélvico, muscular e oco, que armazena a urina. A capacidade da bexiga do adulto é de cerca de 400-500 ml. Quando está vazia, a bexiga do adulto situa-se posteriormente à sínfise púbica e é confirmada para a pélvis. No entanto, quando está cheia, pode ser facilmente palpada e percutida, acima da sínfise. Pode mesmo provocar uma protuberância visível do abdómen inferior, quando demasiado distendido.

O ligamento umbilical mediano é um cordão fibroso que se origina na cúpula da bexiga e se estende até o umbigo. Representa o úraco obliterado. Ambos os ureteres entram obliquamente na bexiga, posteroinferiormente, nas duas extremidades da crista interureteral em forma de crescente. Esta crista também forma o limite proximal do trígono e está separada por cerca de 2,5 cm. Inferiormente, o trígono estende-se até ao colo da bexiga. O colo da bexiga (esfíncter interno) é composto por fibras musculares entrelaçadas e convergentes do detrusor que, à medida que passam, se tornam contínuas com os músculos lisos da uretra.

RELAÇÕES

Posteriormente à bexiga encontram-se as vesículas seminais, os vasos deferentes, os ureteres e o reto, no homem. Nas mulheres, a vagina e o útero separam-na do reto. O peritoneu cobre a cúpula e as superfícies posteriores. Este separa a bexiga do intestino delgado e do cólon sigmoide. Anteriormente, encontra-se a sínfise púbica.

Histologia

A bexiga é composta por três camadas separadas, sendo a mucosa mais interna revestida por epitélio de transição. Por baixo desta camada encontra-se uma submucosa bem desenvolvida, que alberga um plexo vascular submucoso. As camadas mais externas são compostas por uma série de fibras musculares lisas dispostas aleatoriamente de forma longitudinal, circular e espiral, sem formação ou orientação específica de camadas. Esta camada muscular é designada por músculo detrusor. Perto do esfíncter interno, as fibras assumem três camadas distintas, compreendendo uma camada muscular longitudinal externa, circular média e longitudinal interna.

Fornecimento de *sangue*

ARTERIAL:

O suprimento arterial da bexiga consiste nas artérias vesiculares superior, média e inferior, que se originam da artéria hipogástrica. Ela também recebe ramos menores das artérias glútea inferior e Obturadora.

As artérias uterinas e vaginais enviam ramos adicionais para a bexiga, na mulher.

VENENOSO:

A bexiga drena principalmente para um rico plexo de veias que, em última análise, desemboca nas veias ilíacas internas.

LINFÁTICOS:

Os linfáticos da bexiga drenam para os gânglios linfáticos da vesícula, ilíacos externos, ilíacos internos (hipogástricos) e ilíacos comuns.

GLÂNDULA PROSTÁTICA

A próstata é um órgão glandular, fibro-muscular, situado imediatamente abaixo da bexiga urinária, e tem aproximadamente o tamanho de uma noz, pesando cerca de 20 g por volta dos 20 anos de idade. Cerca de um terço da próstata é constituído por massa muscular e o restante por elemento epitelial glandular. O elemento glandular encontra-se principalmente nas partes posterior e lateral, enquanto o segmento anterior é fibro-muscular. Tem uma forma de cone invertido, e esta forma de cone pode ser explicada como um ápice, uma base, anterior, posterior e duas superfícies inferiolaterais, com a base no colo da bexiga e o ápice no diafragma urogenital(18).

A glândula prostática é constituída por cinco lobos: lobo anterior, lobo posterior, lobo mediano, lobo lateral direito e lobo lateral esquerdo. Os elementos glandulares estão relacionados com os três ductos que a atravessam: a uretra prostática e os ductos ejaculatórios direito e esquerdo.

O lobo mediano está rodeado no triângulo entre a uretra anteriormente e o plano do ducto ejaculatório posteriormente. O lobo posterior situa-se na parte de trás da planície dos ductos ejaculatórios. Os lobos laterais encontram-se de cada lado da uretra, enquanto o lobo anterior é uma comissura puramente fibro-muscular. Este lobo anterior une-se aos dois lobos laterais antes da uretra. No entanto, a separação da glândula em cinco lobos não descreve qualquer realidade anatómica (19).

Existem quatro zonas anatómicas diferentes que podem ser distinguidas e que têm correlação anátomo-clínica:

- **A zona periférica:** É a área que forma a zona póstero
Aspeto inferior da glândula e caracteriza 70% do tamanho da próstata e é nesta zona que nasce a maioria (60-70%) dos cancros da próstata.

- **A zona central:** Forma 25% da massa da próstata. Está localizada posteriormente à uretra. Engloba os canais ejaculatórios e nesta zona surgem processos inflamatórios (por exemplo, prostatite) e também cerca de 8% do cancro.

- **A zona de transição:** Constitui apenas cerca de 5% da massa prostática completa. Nesta zona forma-se a hipertrofia benigna da próstata. Esta zona consiste em 2 lobos laterais juntamente com as glândulas periuretrais. Aproximadamente 25% dos adenocarcinomas prostáticos também ocorrem nesta zona e representam a maioria das lesões identificadas durante a TURP para a suposta hiperplasia benigna.

- **A Zona Anterior:** é maioritariamente Fibro-muscular com ausência de
Estruturas glandulares. O carcinoma da próstata não foi registado nesta zona.

RELAÇÕES

Situa-se atrás da sínfise púbica e é a superfície póstero-superior dos vasos deferentes e das vesículas seminais. É separado posteriormente do reto pela fáscia de Denonvilliers.

Histologia

A próstata tem uma cápsula fibrosa fina que envolve fibras musculares lisas orientadas circularmente e colagénio, que encapsulam a uretra. A cápsula está firmemente aderente à glândula. A uretra prostática transporta a urina e o sémen através do pénis e liberta-os para fora do corpo (20).

O estroma prostático é constituído por tecidos conjuntivos e elásticos, juntamente com fibras musculares lisas, com glândulas epiteliais intercaladas. Estas glândulas vão dar a um dos 25 principais canais excretores, que eventualmente se abrem entre o verumontanum e o colo da bexiga.

FORNECIMENTO DE SANGUE

FORNECIMENTO ARTERIAL:

O abastecimento arterial tem três fontes.

- Artéria da vesícula inferior, artéria rectal média, artéria interna artéria pudenda

DRENAGEM VENOSA:

- As veias drenam o sangue para o plexo periprostático que reside entre a cápsula verdadeira e a cápsula falsa. O plexo periprostático tem ligações com a veia dorsal profunda do pénis e as veias ilíacas internas (hipogástricas).

Os linfáticos viajam ao longo do fornecimento arterial para os nódulos ilíacos internos (hipogástricos), sacrais, vesiculares e alguns para o nódulo ilíaco externo(21).

URETHRA MASCULINA

A uretra é um tubo epitelializado que se estende desde o colo vesical distal até ao meato, e serve de canal para a passagem da urina e do sémen. Está dividida em duas partes: a uretra anterior e a posterior. A primeira estende-se desde o meato até à uretra bulbar proximal e está completamente encapsulada pelo corpo esponjoso. A segunda estende-se do colo da bexiga até à uretra bulbar proximal.

A uretra masculina pode ainda ser dividida em:

1. **O meato uretral:** é a extremidade distal da uretra. Abre-se na glande sob a forma de uma fenda vertical.

2. **A fossa navicular:** Trata-se de uma porção dilatada imediatamente proximal ao meato, na porção distal da uretra peniana.

3. **A uretra peniana:** estende-se desde o meato até ao bordo distal do músculo bulbocavernoso. Mantém um tamanho de lúmen relativamente constante e está geralmente centrada no corpo esponjoso.

4. **A uretra bulbar** estende-se desde a uretra peniana proximal até à uretra membranosa distal. É coberta pela fusão do músculo isquiobulbocavernoso na linha média. Proximalmente, é maior e mais próxima do aspeto dorsal do corpo esponjoso.

5. **A uretra membranosa** se estende da uretra bulbar proximal até o verumontanum distal. Esta porção começa distal ao verumontanum e termina na uretra bulbar proximal. É um segmento curto, circundado pelas fibras musculares lisas e estriadas do mecanismo do esfíncter externo. Este segmento não é circundado por nenhuma outra estrutura.

6. **A uretra prostática** este segmento abrange o comprimento da próstata, até ao bordo proximal da uretra membranosa.

7. **O colo da bexiga**, neste segmento, encontra-se imediatamente proximal à próstata e está rodeado pelas fibras do músculo detrusor.

Histologia

Ao nível da glande do pénis e da fossa navicular, a uretra é formada por epitélio escamoso. O epitélio de transição, tal como o da bexiga, existe proximalmente a este ponto.

As camadas submucosas contêm tecido conjuntivo e elástico e

Músculo liso, e abriga as numerosas glândulas de Littre. Os ductos destas glândulas ligam-se ao lúmen da uretra. A uretra anterior é coberta na sua totalidade pelo corpo esponjoso vascular.

Fornecimento de sangue

ARTERIAL

A uretra anterior recebe suprimento sanguíneo das artérias pudendas internas. Estes vasos emparelhados dividem-se em artéria profunda do pénis, artéria dorsal do pénis e artéria bulbouretral.

VENENOSO:

As veias dorsais superficiais e profundas drenam para o plexo pudendo, que por sua vez drena para a veia pudenda interna.

LINFÁTICOS:

Os linfáticos da uretra drenam para os gânglios linfáticos hipogástricos e ilíacos comuns.

CAPÍTULO 2
Fisiologia:

A micção, ou micção, é o processo de expulsão da urina do corpo e envolve a bexiga, a uretra e o pavimento pélvico. A função integrada destes componentes do trato urinário inferior depende de um sistema de controlo complexo no cérebro, na medula espinal e nos gânglios periféricos, bem como de factores reguladores locais(22, 23). A disfunção dos sistemas de controlo do sistema nervoso central ou do trato urinário inferior pode produzir micção insuficiente e retenção de urina, ou diferentes tipos de incontinência urinária (principalmente incontinência de urgência e de esforço), ou o complexo de sintomas da "bexiga hiperactiva" (BH), caracterizado por urgência, frequência com ou sem incontinência de urgência, frequentemente com noctúria (25).

A micção normal ocorre em resposta a sinais aferentes do trato urinário inferior (22, 24-26). Circuitos neurais no cérebro, medula espinhal e gânglios periféricos controlam o enchimento da bexiga e a micção. Estes centros coordenam a atividade do músculo liso no detrusor e na uretra, bem como a dos músculos estriados no esfíncter uretral e no pavimento pélvico. Acredita-se que as influências suprapontinas actuam como interruptores para ligar e desligar o trato urinário inferior entre o armazenamento e a eliminação.

Nos adultos, o armazenamento urinário e a micção estão sob controlo voluntário e dependem de um comportamento aprendido. No entanto, nos bebés, os mecanismos de micção funcionam de forma reflexa para produzir micção involuntária.

O processo de enchimento e esvaziamento da bexiga envolve um padrão complexo de sinalização aferente e eferente em vias parassimpáticas (nervos pélvicos), simpáticas (nervos hipogástricos) e somáticas (nervos pudendos). Estas vias constituem reflexos que mantêm a bexiga num estado de relaxamento, permitindo o armazenamento de urina a uma pressão intravesical baixa, ou iniciam o esvaziamento da bexiga através do relaxamento da região de saída e da contração do detrusor. A integração dos eferentes autonómicos e somáticos resulta na contração do músculo detrusor, que é precedida por um relaxamento da região de saída, facilitando assim o esvaziamento da bexiga. Pelo contrário, durante a fase de armazenamento, o músculo detrusor está relaxado e a região de saída está contraída para manter a continência.

VIAS PARASSIMPÁTICAS

A contração do músculo liso do detrusor e o relaxamento da região de saída são mediados pelas vias parassimpáticas sacrais. Os neurónios parassimpáticos pré-ganglionares estão localizados no núcleo parassimpático sacral (SPN) na medula espinal ao nível de S2-S4. Os axónios viajam através dos nervos pélvicos e fazem sinapse com os nervos pós-ganglionares no plexo pélvico, localizados em gânglios na superfície da bexiga (gânglios vesicais), ou dentro das paredes da bexiga e da uretra (gânglios intramurais). A principal neurotransmissão nos nervos ganglionares é mediada pela acetilcolina que actua em receptores nicotínicos, embora a transmissão possa ser modulada por receptores pré-sinápticos adrenérgicos, muscarínicos, purinérgicos e peptidérgicos. Os neurónios pós-ganglionares do nervo pélvico medeiam a entrada excitatória no músculo liso detrusor humano normal através da libertação de acetilcolina que actua em receptores muscarínicos (27). O nervo pélvico também fornece nervos parassimpáticos para a região de saída e para a uretra. Estes nervos exercem um efeito inibitório no músculo liso, libertando óxido nítrico e outros transmissores (27).

VIAS SIMPÁTICAS

Esta via envolve os núcleos intermediolaterais na região toracolombar (T10-L2) da medula espinal. Os axónios deixam a medula espinal através dos nervos esplâncnicos e viajam através dos gânglios mesentéricos inferiores (GMI) e do nervo hipogástrico, ou passam através da cadeia paravertebral para os gânglios da cadeia simpática lombossacra e entram no nervo pélvico. Desta forma, os sinais simpáticos são transmitidos tanto para o nervo hipogástrico como para o nervo pélvico. A transmissão simpática ganglionar é, tal como a transmissão pré-ganglionar parassimpática, predominantemente mediada pela acetilcolina que actua nos receptores nicotínicos. A noradrenalina é libertada em resposta à estimulação eléctrica in vitro, na bexiga humana, e a resposta normal do detrusor à noradrenalina libertada é o relaxamento. No entanto, a importância da inervação simpática para o relaxamento do detrusor humano nunca foi estabelecida.

Em contrapartida, em várias espécies animais, foi demonstrado que a inervação adrenérgica medeia o relaxamento do detrusor durante o enchimento(28).

VIAS SOMÁTICAS

O rabdomióstomo uretral e de alguns músculos perineais (ex.: compressor da uretra e esfíncter uretrovaginal) são inervados pelo nervo pudendo. Estas fibras têm origem nos neurónios motores do esfíncter localizados no corno ventral da medula espinhal sacral (níveis S2-S4) numa região denominada núcleo de Onuf (Onufrowicz)(29).

SINALIZAÇÃO AFERENTE DO UROTÉLIO/SUBUROTÉLIO

Existem provas recentes que sugerem que o urotélio/suburotélio pode servir não só como uma barreira passiva, mas também como uma unidade sensorial e de sinalização especializada que, ao produzir óxido nítrico, ATP e outros mediadores, pode controlar a atividade dos nervos aferentes, e, assim, o início do reflexo de micção(30-32). Foi demonstrado que o urotélio expressa receptores nicotínicos, muscarínicos, taquicinínicos, adrenérgicos, bradicinínicos e receptores de potencial transiente (TRP)(32). O pH baixo, o K+ elevado, o aumento da osmolalidade e as baixas temperaturas podem influenciar os nervos aferentes, possivelmente através de efeitos sobre o recetor vanilóide (canal iónico controlado pela capsaicina [CAP], TRPV1), que é expresso tanto nos terminais nervosos aferentes como nas células uroteliais(33, 34). As células intersticiais também podem ser demonstradas no músculo detrusor(35). Estas podem estar envolvidas na transmissão de impulsos, mas o seu papel não foi esclarecido. Parece haver outros factores, até agora não identificados, no urotélio que podem influenciar a função da bexiga (27). Mesmo que estes mecanismos possam estar envolvidos, por exemplo, na fisiopatologia da OAB, a sua importância funcional continua por estabelecer.

CONTROLO NEURAL DO ENCHIMENTO DA BEXIGA

Durante a fase de armazenamento, a bexiga tem de relaxar para manter uma pressão intravesical baixa. O armazenamento da urina é regulado por dois reflexos de armazenamento distintos, o simpático (autonómico) e o somático (29). O *reflexo de armazenamento simpático* (reflexo pélvico-hipogástrico) é iniciado quando a bexiga se distende (fibras A mielinizadas) e a atividade aferente gerada viaja nos nervos pélvicos até à medula espinal. Na medula espinal, inicia-se o disparo simpático a partir da região lombar (L1-L3), o qual, por efeitos a nível ganglionar, diminui as entradas parassimpáticas excitatórias para a bexiga. Os neurónios pós-ganglionares libertam noradrenalina, que facilita o armazenamento de urina através da estimulação dos a3-adrenoceptores (ARs) no músculo liso do detrusor. A inervação simpática da bexiga humana encontra-se principalmente na região de saída, onde medeia a contração. Durante a micção, esta via reflexa simpática é marcadamente inibida através de mecanismos supra-espinhais para permitir a contração da bexiga e o relaxamento da uretra. Assim, os aferentes A5 e as fibras eferentes simpáticas constituem um reflexo de armazenamento vesico-espinal-vesical, que mantém a bexiga num modo relaxado enquanto a uretra proximal e o colo vesical estão contraídos.

Em resposta a um aumento súbito da pressão intra-abdominal, como durante uma tosse, uma gargalhada ou um espirro, é iniciado um *reflexo de armazenamento somático* mais rápido (reflexo pélvico-pudendal), também designado por reflexo de guarda ou de continência. A atividade aferente evocada viaja ao longo das aferências mielinizadas ADU
fibras nervosas do nervo pélvico para a medula espinhal sacral, onde os neurónios motores somáticos eferentes da uretra, localizados no núcleo de Onuf, são activados. A informação aferente é transmitida aos neurónios motores no núcleo de Onuf. Os axónios destes neurónios viajam no nervo pudendo e libertam acetilcolina, que ativa os receptores colinérgicos nicotínicos no rabdomióstomo, que se contrai. Esta via está tonicamente ativa durante o armazenamento da urina. No entanto, em caso de aumento súbito da pressão abdominal, torna-se dinamicamente ativa para contrair o rabdomióstomo. Durante a micção, este reflexo é fortemente inibido através de mecanismos espinhais e supra-espinhais para permitir que o rabdomióstomo relaxe e permita a passagem da urina através da uretra. Para além deste reflexo de armazenamento somático espinal, existe também uma entrada supra-espinal da ponte, que se projecta diretamente para o núcleo de Onuf e que é importante para o controlo voluntário do rabdomióstomo(25, 26, 36).

CONTROLO NEURAL DO ESVAZIAMENTO DA BEXIGA

Reflexo de Micção Vesico-Bulbo-Vesical

Experiências electrofisiológicas em gatos e ratos fornecem evidências de um reflexo de micção mediado por uma via vesicobulbo-vesical que envolve circuitos neurais na ponte. Outras regiões do cérebro, importantes para a micção, incluem o hipotálamo e o córtex cerebral(25, 37). O enchimento da bexiga leva a um aumento da ativação dos receptores de tensão dentro da parede da bexiga, levando assim a um aumento da atividade aferente nas fibras A5. Estas fibras projectam-se nos neurónios do trato espinhal, mediando o aumento do disparo simpático para manter a continência, tal como referido anteriormente (reflexo de armazenamento). Além disso, os neurónios do trato espinal transmitem a atividade aferente a áreas mais rostrais da medula espinal e do cérebro.

Reflexo de micção vesico-espinhal-vesical

As lesões espinhais rostrais ao nível lombo-sacral interrompem a via vesico-bulbo-vesical e abolem o controlo supra-espinhal e voluntário da micção(28). Isto resulta inicialmente numa bexiga areflexa acompanhada de retenção urinária. Um reflexo automático de micção vesico-espinalvesical desenvolve-se lentamente, embora a micção seja geralmente insuficiente devido à dissinergia vesico-esfincteriana, ou seja, contração simultânea da bexiga e da uretra. Foi demonstrado em gatos espinhais crónicos que o membro aferente deste reflexo é transmitido através de fibras C não mielinizadas, que normalmente não respondem à distensão da bexiga, o que sugere propriedades alteradas dos receptores aferentes na bexiga. Por conseguinte, o reflexo de micção em gatos espinhais crónicos é bloqueado pelo CAP, que bloqueia as fibras C-

neurotransmissão mediada por fibras.

CAPÍTULO 3
Urofluxometria:

A urofluxometria é uma medida simples e descritiva do caudal urinário e da função miccional geral(38). Este método fornece não só medições específicas, mas também uma representação gráfica do fluxo do doente, e tem desempenhado um papel importante no diagnóstico e tratamento de várias doenças urológicas desde há décadas(39). Também pode ser utilizado como um instrumento de rastreio rápido, juntamente com a medição do volume residual pós-esvaziamento, para avaliar a eficácia do esvaziamento.

Juntamente com o volume residual pós-esvaziamento, a urofluxometria desempenha um papel importante na avaliação da disfunção miccional e é amplamente utilizada. Embora não discrimine a obstrução da saída da bexiga da insuficiência do detrusor, fornece dados objectivos valiosos sobre o grau de obstrução e a eficácia do tratamento. A micção é influenciada por uma variedade de factores externos e internos. Esses factores externos incluem a idade, o sexo e as características psicológicas, enquanto os factores internos estão sobretudo relacionados com as propriedades anatómicas do trato urinário inferior e dos tecidos correspondentes. Do mesmo modo, as medições urofluxométricas podem ser influenciadas por factores como a idade, o sexo, o volume evacuado, o estado psicológico do doente, a cateterização uretral e a posição de evacuação(13, 40-45). A privacidade, a ansiedade e o conforto do doente(46) também podem afetar o débito urinário. É geralmente aceite que o doente deve estar numa posição confortável durante a urofluxometria e que o teste deve ser efectuado numa situação que simule a micção habitual do doente. Por conseguinte, aconselha-se que o teste seja efectuado em circunstâncias que se aproximem dos hábitos urinários habituais do doente(47).

A urofluxometria foi padronizada(48) e é geralmente efectuada na posição de pé nos homens; outras posições como sentado, de cócoras, reclinado, etc. podem ser utilizadas por vezes por razões étnicas, sociais, culturais ou médicas. Em muitos países do sul da Ásia, os homens preferem urinar em posição de cócoras.

Os fluxómetros estavam disponíveis há muitos anos, mas o equipamento não era suficientemente preciso para que os registos fossem clinicamente úteis até que von Garrelts(49) desenvolveu o seu fluxómetro em 1956.

O fluxo de urina pode ser descrito em termos de caudal e padrão de fluxo, e pode ser contínuo ou intermitente. Alguns dos parâmetros importantes que envolvem a urofluxometria incluem:

- *Caudal:*

  É o volume de urina eliminado, em função do tempo. É frequentemente expresso em mililitros por segundo (ml/s). As informações básicas necessárias para interpretar o traçado do fluxo incluem o volume urinado, o ambiente em que o doente urinou e a posição, ou seja, deitado, sentado ou de pé. Também deve ser anotado se a bexiga encheu naturalmente ou se a diurese foi estimulada por fluidos ou diuréticos, ou mesmo se a bexiga encheu usando um cateter (uretral ou suprapúbico)(50).

- *Caudal máximo* **(Qmax)**

  Este é o valor máximo medido do caudal(51).

- *Volume evacuado (VV)*

  É o volume total de urina expelido através da uretra.

- ***Tempo de fluxo***

  É o tempo durante o qual ocorre um caudal mensurável (Fig. 3).

- ***Caudal médio* (Qave)**

  O volume evacuado dividido pelo tempo de fluxo. No doente normal, o fluxo médio é aproximadamente metade do fluxo máximo, embora em doentes com obstrução da saída da bexiga o fluxo médio possa ser quase igual ao fluxo máximo(52).

- ***Tempo até ao caudal máximo***

  É o tempo decorrido desde o início do caudal até ao caudal máximo.

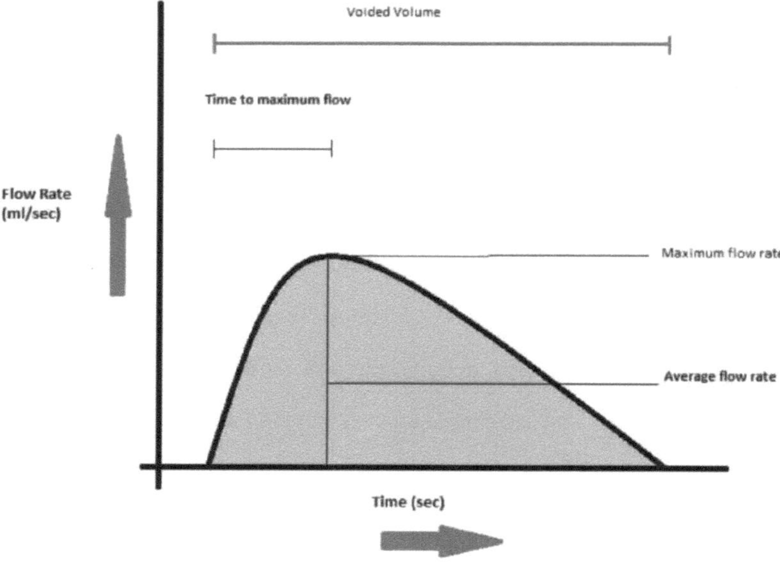

Figura 3: terminologias relacionadas com a descrição do fluxo urinário, num gráfico urofluxométrico.

Equipamento

Os medidores de caudal disponíveis utilizam vários princípios diferentes, como se segue:

- *O fluxómetro com transdutor de peso:* consiste em pesar a urina evacuada e em medir o volume da urina evacuada. Também calcula o caudal de urina por diferenciação em relação ao tempo.

- *O medidor de fluxo de disco rotativo:* tem um disco giratório sobre o qual a urina cai. O disco é mantido a rodar à mesma velocidade por um servomotor, apesar das alterações no caudal de urina. Funciona com base no princípio de que a diferença de potência necessária para manter a rotação do disco constante é proporcional ao caudal de urina. O sinal de fluxo é integrado eletronicamente para registar o volume urinado.

- *O medidor de fluxo de pressão hidrostática:* pesa a urina medindo a pressão hidrostática exercida por uma coluna de urina, utilizando um transdutor de pressão vulgar.

A maioria dos medidores de caudal disponíveis no mercado tem uma precisão aceitável. É aconselhável verificar o desempenho do medidor de caudal a intervalos regulares, tendo sido descrito um medidor de caudal simples.

A maioria dos fabricantes também produz um registador gráfico, que é comercializado em conjunto com o medidor de caudal. Dado que as alterações do caudal são relativamente lentas em termos electrónicos, um registador de caneta barato é adequado para a urofluxometria. Atualmente, os caudalímetros comerciais são embalados com uma impressão automática das principais medições acima referidas.

O software destes medidores de caudal não é suficientemente inteligente para distinguir as alterações de caudal fisiológicas das alterações de caudal produzidas por artefactos. Assim, o fluxómetro regista frequentemente um caudal máximo artefactualmente elevado e, se o enfermeiro ou o médico que interpreta o traçado não tiver formação suficiente, será registado um caudal máximo falsamente elevado, o que pode influenciar o tratamento do doente. Comparando a leitura da máquina com uma avaliação manual, Grino et al encontraram uma diferença de mais de 1 ml/s em 62% e uma diferença de mais de 3 ml/s em 9% das 23857 curvas de caudal que analisou (53). Como a precisão do fluxómetro é limitada, o caudal deve ser expresso para o mililitro inteiro mais próximo (15 ml/s em vez de 14,8 ml/s). Os volumes devem ser arredondados para os 10 ml mais próximos.

Padrões de fluxo normais

Ao considerar a normalidade das taxas de fluxo, devem ser tidos em conta a idade e o sexo do doente e o volume evacuado. Para além dos dados numéricos derivados de qualquer traçado de fluxo, a forma do traçado também é importante.

Em *caudal normal*, a curva de caudal tem uma forma de "sino". O fluxo máximo é atingido nos primeiros 30% de qualquer traço e no prazo de 5 segundos após o início do fluxo. O caudal varia em função do volume evacuado. O aspeto do traço também depende da velocidade do papel do registador. Se esta for muito lenta, o fluxo aparecerá como uma linha vertical; se for mais rápida, a curva de fluxo será alongada. Uma velocidade do papel de 0,25 cm/s é prática e permite uma interpretação fácil da forma da curva.

O caudal de urina depende muito do volume evacuado. O músculo detrusor, quando esticado, atinge um desempenho ótimo, mas se for esticado ainda mais torna-se ineficiente.

Os caudais são mais elevados e mais previsíveis na gama de volumes entre 200 ml e 400 ml. Ao longo deste intervalo, o caudal máximo tende a ser constante. Na prática, a definição de normalidade pode ser considerada de duas formas. A mais simples é ter um caudal mínimo aceitável para qualquer sexo e grupo etário. Devido à dependência do volume evacuado, este valor é relativamente impreciso, mas pode ser aceitável desde que o volume evacuado se situe no intervalo de 200 ml a 500 ml.

Foram descritos nomogramas para rapazes, raparigas, homens com menos de 55 anos, homens com mais de 55 anos e mulheres. Os exemplos incluem o nomograma de Siroky(54) para homens com menos de 55 anos e o nomograma de Bristol(55) para homens com mais de 55 anos.

Os padrões de fluxo podem ser contínuos ou irregulares. Cada grupo é ainda subclassificado da seguinte forma:

Curvas de fluxo contínuo

Normal. A curva de fluxo normal é em forma de sino, mas o seu aspeto difere bastante consoante o volume de urina eliminado. O fluxo máximo é normalmente atingido entre 3 s e 10 s após o início da micção.

Sobreactividade do detrusor. Este padrão, por vezes observado na hiperatividade idiopática do detrusor, não é anormal, mas é supranormal. As taxas de fluxo máximas muito elevadas podem ser atingidas por doentes com músculo detrusor com velocidades de contração elevadas, dando origem a um traçado de fluxo que mostra um aumento muito rápido do fluxo até um máximo elevado atingido num tempo anormalmente curto (1 s-3 s). A redução do tempo até ao fluxo máximo é conseguida porque a contração do detrusor já abriu amplamente o colo vesical, reduzindo assim a resistência uretral. Assim, quando o doente começa a esvaziar a bexiga, só tem de relaxar o esfíncter distal, o que impediu previamente que a contração involuntária produzisse incontinência.

Obstrução da saída da bexiga (BOO). As curvas de fluxo em doentes obstruídos caracterizam-se por um fluxo máximo baixo e um fluxo médio reduzido, sendo o fluxo médio superior a metade do caudal máximo. O caudal máximo é normalmente obtido de forma relativamente rápida (3-10 segundos), mas o caudal diminui depois lentamente. Na obstrução da saída, espera-se que o caudal seja contínuo, embora possa terminar num gotejamento terminal.

A obstrução pode ser "compressiva", por exemplo, na obstrução benigna da próstata, ou "constritiva", como no caso de uma estenose uretral. Os dois tipos de obstrução dão origem a diferentes tipos de traços. A obstrução "constritiva" dá origem a um traçado em forma de "plateau", com pouca alteração do caudal e pouca diferença entre *Qmax* e *Qave*. Na obstrução compressiva, o primeiro terço do traçado do caudal pode parecer relativamente normal, embora o *Qmax seja* reduzido, mas a última parte do traçado é normalmente alongada numa "cauda" pronunciada de redução do caudal.

Padrões de fluxo interrompidos

Traçado irregular devido a esforço. Alguns indivíduos têm o hábito de utilizar, ou necessitam de utilizar, os músculos diafragmáticos e abdominais para aumentar o fluxo de urina. O esforço torna o traçado do fluxo irregular. Com o esforço, as alterações no fluxo tendem a ser relativamente lentas e o fluxo é normalmente contínuo.

Os traços de fluxo de esforço são muito variáveis na sua aparência, porque podem ocorrer na presença ou ausência de obstrução e na presença ou ausência de contração do detrusor. Em geral, o fluxo aumenta à medida que o doente se esforça, embora tal não aconteça em homens com obstrução da saída da bexiga. A situação necessita frequentemente de ser melhor esclarecida através de um estudo pressão-fluxo que inclua o registo da pressão do detrusor.

Traçado irregular secundário a hiperatividade uretral. Em doentes com problemas neurológicos, a contração involuntária do mecanismo do esfíncter uretral distal é designada por dissinergia do esfíncter detrusor. Também é observada em doentes sem anomalias neurológicas, como resultado da ansiedade em ambientes desconhecidos. Por outro lado, quando um traço anormal é encontrado numa investigação repetida, em doentes neurologicamente normais, é devido a um padrão denominado micção disfuncional. Tal como acontece com o esforço, as aparências são variáveis, mas em geral as alterações da taxa de fluxo são mais rápidas do que as devidas ao esforço.

Traçado irregular devido a fracas contracções *sustentadas ou flutuantes* do detrusor. Esta anomalia é geralmente observada em doentes com um problema neurológico, mais frequentemente esclerose múltipla. A contração do detrusor, em vez de produzir uma pressão aproximadamente constante durante a micção, flutua. Isto produz um fluxo contínuo mas variável ou, mais frequentemente, um fluxo interrompido.

Urofluxometria e registo de urina residual

A urina residual após a micção é medida por rotina, por ultra-sons, utilizando a fórmula: $D1 \times D2 \times D3 \times 0,7$. Isto dá-nos um volume residual aproximado em mililitros.

$D1$, $D2$ e $D3$ são três diâmetros diferentes (da bexiga). Os diâmetros $D1$ e $D2$ são medidos no plano sagital ($D1$ é do colo da bexiga ao fundo e $D2$ é da parede anterior à posterior) e $D3$ é medido no plano coronal ($D3$ é do lado direito ao lado esquerdo).

Estas medições estão sujeitas a um erro considerável do observador, tendo em conta que a bexiga assume uma forma irregular no final da micção.

No entanto, do ponto de vista clínico, é possível obter um grau de precisão adequado com aparelhos de ultra-sons relativamente baratos. No entanto, é de notar que existe algum conflito quanto ao significado do aumento da urina residual.

Indicações para a Urofluxometria

Os estudos de fluxo de urina são um excelente estudo de rastreio numa grande variedade de doentes, mas frequentemente têm de ser seguidos de estudos de pressão-fluxo que permitam uma definição mais precisa da função da bexiga e da uretra. A urofluxometria é utilizada para investigar uma possível obstrução da saída da bexiga e pode também dar uma ideia da contratilidade do detrusor. Deve ser utilizada em doentes de todas as idades e de ambos os sexos.

Crianças

O urofluxo é o teste de rastreio para todas as crianças neurologicamente normais com possível obstrução funcional das vias de saída(56-58).

Mulheres

Quando se planeia uma cirurgia para a incontinência de esforço, o urofluxo fornece provas da função normal do detrusor se as taxas de fluxo forem excelentes. Fluxos reduzidos podem levar a problemas miccionais pós-operatórios, uma vez que são indicativos de uma função miccional anormal. Nas mulheres idosas, o urofluxo é útil para excluir a urina residual, que pode ser a causa de infecções recorrentes do trato urinário(59, 60).

Homens

O Uroflow é o teste de rastreio de eleição em homens de todas as idades com sintomas sugestivos de obstrução da saída de urina(61, 62). Isto aplica-se aos homens que têm sintomas menos clássicos, como infecções recorrentes, bem como aos que têm os sintomas clássicos de fluxo fraco e hesitação(63).

O fluxo urinário deve ser medido antes e depois de qualquer procedimento concebido para modificar a função do trato de saída, por exemplo, para estenose uretral, obstrução do colo da bexiga e obstrução benigna da próstata(41).

CAPÍTULO 4

ESTUDO ORIGINAL

OBJECTIVO:

Determinar a diferença média dos parâmetros urofluxométricos; principalmente, o débito urinário máximo e o volume de urina residual pós-micção, na posição de esvaziamento sentado e em pé, em homens saudáveis entre os 18 e os 45 anos de idade.

Justificação

O objetivo deste estudo foi avaliar a diferença entre os caudais urinários e as medições do volume residual pós-esvaziamento, nas posições de esvaziamento em pé e sentado, de modo a podermos avaliar melhor a função miccional na nossa prática clínica. Não temos conhecimento de quaisquer estudos sobre a micção efectuados na nossa população local.

DEFINIÇÃO OPERACIONAL:

Caudal máximo de urina (Qmax):

Este é o débito urinário mais elevado de um indivíduo, com a bexiga cheia, registado por um dispositivo chamado fluxómetro. O débito normal em homens adultos é de cerca de 20-25 ml/s (64), em qualquer posição de micção. O fluxómetro fornece-nos uma representação gráfica do débito urinário do doente e também nos indica o ponto de fluxo máximo.

Urina residual pós-micção (PVR):

É o volume de urina que permanece na bexiga no final da micção. É medido por ultra-sons depois de o doente ter tentado esvaziar a bexiga. (38)

Homens saudáveis:

Adultos, homens sem sintomas do trato urinário inferior ou dificuldades miccionais

MATERIAL E MÉTODOS:

Desenho do estudo: Série de casos descritivos

Local: Departamento de Urologia, Indus Hospital Karachi.

Duração do estudo: 6 meses após a aprovação da sinopse pelo College of Physicians and Surgeons Pakistan (CPSP) e pelo Institution Review Board (IRB).

Dimensão da amostra: Com base no objetivo do estudo, uma amostra de 50 pessoas cobrirá o objetivo do estudo.

Study Reference used for sample size				
Primary outcome of interest :*Continuous outcomes: Q_{max} (maximum urinary flow rate)*				
Variable	**Sitting**	**Standing**	**P-value**	**Study***
Qmax	19.8 +/- 7.4	23.8 +/- 7.7	0.0001	Choudhury et al (2010)(65)
PVR	4.9 +/- 3.6	6.4 +/- 6.7	0.844	Choudhury et al (2010)(65)

Utilizando as estatísticas do fluxo máximo de urina (Qmax) na posição de pé (23,8 ± 7,7) e na posição sentada (19,8 ± 7,4)

Diferença = 4 ± 0,3

d = 0.0015

o tamanho da amostra é de **50**.

Técnica de amostragem: Amostragem não probabilística e consecutiva

Recolha de amostras:

Critérios de inclusão:

Serão admitidos jovens voluntários saudáveis do sexo masculino que satisfaçam os seguintes critérios.

> com idades compreendidas entre os 18 e os 45 anos, > com consentimento informado

Critérios de exclusão:

Indivíduos

> com défices neurológicos,
> diabetes mellitus,
> estenose uretral,

> aumento benigno da próstata,
> cancro urológico,
> ou história de doença de pedra do trato urinário inferior

Procedimento de recolha de dados:

Foram convidados a participar no estudo jovens voluntários saudáveis do sexo masculino, seleccionados de clínicas e do pessoal hospitalar, que preenchiam os critérios de inclusão e exclusão. O investigador principal efectuou uma história detalhada e um exame físico a cada voluntário. Após a obtenção do consentimento, foram dadas instruções a cada voluntário sobre como e quando efetuar o teste urofluxométrico utilizando um fluxómetro "*Andromeda - Conus PC Flow*". Foi pedido ao voluntário que comparecesse em 2 dias consecutivos, aproximadamente à mesma hora (supostamente entre as 10 e as 14 horas). Foi efectuada uma leitura na posição de pé e outra na posição sentada. Os resultados de cada teste foram posteriormente impressos pelo urofluxómetro e transferidos para um formulário normalizado, juntamente com o nome, a idade, o peso e os dados de contacto do voluntário. As leituras do caudal máximo (Qmax) foram registadas. Imediatamente após cada teste, o voluntário foi assistido no departamento de radiologia, onde o volume residual pós-esvaziamento foi avaliado por um sonologista treinado, utilizando uma sonda de ultra-sons transabdominal e os resultados foram também registados. Após a conclusão deste primeiro ciclo de testes, cada voluntário foi aconselhado a submeter-se ao mesmo procedimento, na posição alternativa (sentado e de pé, respetivamente), no dia seguinte, durante o período de tempo prescrito, e o processo foi assim repetido. Cada voluntário foi lembrado para o segundo teste através de chamadas telefónicas ou sms.

Procedimento de análise de dados:

Os dados foram introduzidos e analisados com recurso ao SPSS versão 17.0. O teste de Shapiro Wilk foi aplicado para verificar a normalidade das variáveis quantitativas, como idade, peso, altura, RVP e parâmetros da UFM. O teste t emparelhado ou o teste de Wilcoxon foi utilizado para comparar os parâmetros da UFM (caudal máximo (Qmax), caudal (Qave), volume esvaziado (VV) e RVP) entre as posições de esvaziamento em pé e sentado. As diferenças com $p < 0,05$ foram consideradas estatisticamente significativas. A pós-estratificação com relação à idade foi feita, usando ANOVA.

CAPÍTULO 5

Performa:

<u>**Demographic:**</u>   S. no   __________________________

Name: ____

Age: (in yrs)   __________   Height: (cm)   ________________   Weight: (kg)   __________

<u>**First Reading:**</u>

Date of 1st reading:
(dd-mm-yy)   _________________

Time of 1st reading: _________________

Voiding Position 1:   o Sitting
                       o Standing:

<u>**UFM:**</u>

Q_{max} (ml)	
Post Void Volume (ml)	

<u>**Second Reading:**</u>

Date of 2nd reading:
(dd-mm-yy)   _________________

Time of 2nd reading: _________________

Voiding Position 2:   o Sitting
                       o Standing:

<u>**UFM:**</u>

Q_{max} (ml)	
Post Void Volume (ml)	

CAPÍTULO 6

<u>Resultados:</u>

Um total de 50 jovens adultos saudáveis foram incluídos no estudo. A média ± DP da idade, peso e altura dos participantes foi de 29,3±5,3 anos, 69,7±11,1 kg e 69,7±11,1 cm, respetivamente. Registou-se uma diferença estatisticamente significativa nos valores medianos de Qmax entre as posições de pé e sentada [Mediana (IQR): 32(25-40,2) vs 2,5(0,0-10,2); p=0.001]; ao passo que não foi encontrada uma diferença estatisticamente significativa na mediana do volume evacuado e da RVP entre as posições de pé e sentada [Mediana (IQR): 388 (260,2- 586,8) vs 386 (272,2-541,5); p=0,67, 2,5 (0,0-10,2) vs 2,1 (0,0-9); p=0,77, respetivamente]. Foi observada uma diferença estatisticamente significativa nos valores médios de Qav entre as posições de pé e sentada [Média±DP: 16,9±6,4 vs 14,8±5,4, p=0,003]. (Tabela 3)

Verificou-se uma diferença estatisticamente significativa na mediana do Qmax em ambos os grupos etários (ou seja, 20-29 anos e > 30 anos) e no volume evacuado no grupo etário dos 20-29 anos entre as posições de pé e sentada, respetivamente (Tabela 4). Foi observada uma diferença estatisticamente significativa nos valores médios de Qav e nos volumes evacuados, entre as posições de pé e sentada, no grupo etário dos 20-29 anos (Tabela 4). Não foi observado significado estatístico para o volume residual pós-esvaziamento em nenhum dos grupos entre as duas posições, respetivamente. Em geral, não se registaram diferenças estatisticamente significativas em nenhuma das variáveis de fluxometria da urina (Qmax, Qav, volume miccional e RVP) entre os grupos etários, tanto na posição de pé como na posição sentada (Tabela 4)

Table 1: Shapiro-Wilk test of Normality			
	Statistic	Df	Sig.
Age	.965	50	.148
Weight	.969	50	.202
Height	.956	50	.059
Qmax (standing)	.976	50	.410
Qmax (sitting)	.927	50	0.004*
Qav (standing)	.958	50	.073
Qav (sitting)	.960	50	.086
Voided Vol (standing)	.917	50	0.002*
Voided Vol (sitting)	.956	50	.058
PVR (standing)	.564	50	0.000**
PVR (sitting)	.733	50	0.000**
*P-value<0.05, **P-value<0.0001; indicating non-normality			

Table 2: Univariate analysis of demographic data			
	Age in years	Weight in Kg	Height in cm
Mean±SD	29.3±5.3	69.7±11.1	169.8±6.7
Median(IQR)	28.5(25-33.2)	68(60.8-77.2)	169(164-176.3)
Min,Max	20,42	50,99	158.8,181.4
P-value	-	-	-
*P-value<0.05, ‡Paired sample t-test, †Wilcoxon signed rank test			

Table 3: Univariate analysis of uroflowmetric variables

	Qmax (Standing)	Qmax (Sitting)	Qav (Standing)	Qav (Sitting)
Mean±SD	32.4±9.6	29.5±10.1	16.9±6.4	14.8±5.4
Median(IQR)	32.5(25.02-40.2)	25.5(0.0-10.2)	14.9(11.9-22)	27.8(21.4-36.6)
Min,Max	10.9,49.1	0.0,95	5.6,30.4	15.6,64.2
P-value	0.001[*†]		0.003[*‡]	

	Voided vol (Standing)	Voided vol (Sitting)	PVR (Standing)	PVR (Sitting)
Mean±SD	414±181.9	402.5±156	8.8±16.9	6.6±9.4
Median(IQR)	388(260.2-586.8)	386(272.2-541.5)	2.5(0.0-10.2)	2.1(0.0-9)
Min,Max	139,697	138,700	0.0,95	0.0,42
P-value	0.676[†]		0.771[†]	

Table 4: Univariate analysis with respect to age groups

Age group: 20-29 years

	Qmax (standing)	Qmax (sitting)	Qav (standing)	Qav (sitting)
Mean±SD	34.71 ± 7.28	32.9423 ± 10.44	19.6538 ± 6.58	15.55 ± 5.40
Median(IQR)	35.75 (19.2-45.3)	31.3 (17.9-64.2)	20.55 (8.6-30.4)	14.2 (7.1-24.1)
P-value	0.019		0	

Age group: ≥ 30 years

	Qmax (standing)	Qmax (sitting)	Qav (standing)	Qav (sitting)
Mean±SD	29.80 ± 11.29	25.8042 ± 8.46	13.8542 ± 5.35	13.89 ± 5.37
Median(IQR)	28.3 (10.9-49.1)	24.75 (15.6-49.0)	13.75 (5.6-23.9)	12.6 (5.6-27.5)
P-value	0.019		0.972	
Overall p-value	0.845ı	0.504ı	0.218ן	0.96ן

Age group: 20-29 years

	Voided Vol (standing)	Voided Vol (sitting)	PVR (standing)	PVR (sitting)
Mean±SD	475.5 ±183.26	397.3846 ±172.34	9.6665 ± 20.36	5.7104 ± 8.29
Median(IQR)	491.5 (139-697)	330.5 (138-700)	1.54 (0-95)	2.08 (0-32)
P-value	0.044		0.795	

Age group: ≥ 30 years

	Voided Vol (standing)	Voided Vol (sitting)	PVR (standing)	PVR (sitting)
Mean±SD	347.46 ± 158.36	408.04 ± 139.67	7.9479 ± 12.38	7.52 ± 10.64
Median(IQR)	300 (139-621)	416.5 (170-644)	3.91 (0-51)	2.395 (0-42)
P-value	0.161		0.936	
Overall p-value	0.171ı	0.746ı	0.491ı	0.483ı

*P-value<0.05, ‡Paired sample t-test, †Wilcoxon signed rank test, ıKruskal-Wallis test, ןOne-way Anova

CAPÍTULO 7

Discussão

Realizámos este estudo para avaliar se uma mudança na posição de micção tinha influência clínica nas taxas de fluxo urinário. Foram efectuados vários estudos sobre esta questão; no entanto, ainda não foi estabelecido um consenso sobre qual a melhor posição para homens ou mulheres (66-68).

Para excluir os factores de confusão do processo de doença, apenas foram admitidos indivíduos saudáveis do sexo masculino, sem doença prévia do trato urinário inferior ou história de instrumentação. Observámos parâmetros urofluxométricos significativamente mais baixos na posição sentada, com uma diferença na mediana do Qmax de 7,0 ml/seg e do Qav de 1,9 ml/seg, respetivamente. No entanto, os nossos resultados não mostraram diferenças estatísticas nos volumes residuais esvaziados ou pós-esvaziamento, entre as duas posições. Além disso, também observámos que os caudais máximos mais elevados foram significativos em ambos os grupos etários, ao passo que o caudal urinário médio (Qav) só foi significativamente mais elevado no nosso grupo etário mais jovem, em relação à posição de pé. Os nossos resultados de taxas de fluxo urinário mais baixas na posição sentada podem ser explicados por um estudo de Bockus e colegas (69). De acordo com este estudo, foi sugerido que a posição sentada estica o músculo puborrectal, que fecha ligeiramente o hiato urogenital, causando assim uma ligeira obstrução no hiato urogenital durante a micção, na posição sentada, independentemente da presença ou ausência de qualquer obstrução da saída da bexiga. Esta relação também pode ser correlacionada anatomicamente, como descrito por Rad et al. (70). Verificou-se que o ângulo médio entre o reto e o canal anal era de 92° quando o doente estava sentado e passa a 132° quando o doente fica na posição de cócoras. Esta alteração no ângulo pode levar ao relaxamento dos músculos puborrectais, facilitando a evacuação da bexiga e do intestino.

Os estudos de Yamanishi, Aghamir e Unsal, que não registaram qualquer diferença estatisticamente significativa nos parâmetros de micção entre as posições sentada e de pé, constituem um forte contraste. Yamanishi e colegas (71) avaliaram vinte e um doentes saudáveis do sexo masculino em cinco posições diferentes de esvaziamento: de pé, sentado, lateral, supino e deitado. Não encontraram qualquer diferença entre as posições de pé e sentada em termos de parâmetros urofluxométricos. Por outro lado, registaram diferenças relativamente significativas entre as posições prona vs supina e prona vs lateral, respetivamente.

Noutro estudo, Aghamir e colegas (12) avaliaram os parâmetros urofluxométricos de 10 homens saudáveis na posição de pé e sentada. Embora também não tenham encontrado diferenças entre as diferentes posições de micção em pessoas saudáveis, em comparação com o nosso estudo, o grupo de amostragem é relativamente mais pequeno, o que pode explicar a diferença de resultados.

Além disso, estes resultados também foram apoiados por Unsal e colegas (73), que avaliaram os parâmetros urofluxométricos e a RVP de 44 homens saudáveis, na posição de pé e sentada. É interessante notar que este grupo de amostra é comparável ao do nosso estudo, em termos de tamanho da amostra e idade, no entanto, eles consideraram a taxa de fluxo máxima de 15 mL/s como ponto de corte, o que não foi o caso no nosso estudo. Noutro estudo realizado pelos mesmos autores (13), que incluiu doentes com HBP na sua amostra, não foram registadas diferenças nos parâmetros urofluxométricos na posição de pé e sentada, enquanto a RVP foi significativamente mais baixa na posição sentada.

Uma controvérsia adicional é introduzida por Eryildirim e colegas (2), que referiram que as taxas de fluxo máximas e médias eram significativamente mais elevadas na posição sentada na sua série de 30 homens saudáveis. Este estudo também se debruça sobre uma amostra mais pequena, mas incide sobre grupos etários relativamente semelhantes. Na sua coorte de 94 doentes, El-Bahnasawy e Fadl (9) verificaram que as taxas de fluxo eram mais elevadas e a RVP mais baixa na posição sentada do que na posição de pé no grupo mais jovem (idade igual ou inferior a 50 anos) e que os doentes com HBP apresentavam taxas de fluxo mais elevadas (>15 ml/seg.) na sua coorte de homens habituados a urinar na posição sentada. É de notar que esta amostra de população se centra num grupo etário mais elevado e inclui doentes com fluxo urinário obstrutivo.

As conclusões de Uluocak et al. (73) apoiam os nossos resultados, uma vez que relataram pressões do detrusor miccionais mais baixas na posição sentada em comparação com a posição de pé/agachada, que eram mutuamente semelhantes. E os caudais máximos (Qmax) foram correspondentemente mais baixos na posição sentada do que na posição de pé. No entanto, este estudo centrou-se em crianças com uma idade média de 11 anos, com disfunção vesical não neurogénica. Por outro lado, o nosso estudo incluiu apenas indivíduos saudáveis do sexo masculino, com uma idade média de 29 anos.

Também é interessante notar que os nossos resultados também são apoiados pelos de outras partes da nossa localização geográfica. Num estudo com 61 jovens participantes do sexo masculino, Choudhury e colegas (74) encontraram taxas de fluxo significativamente mais baixas na posição sentada do que na posição de pé, mas a RVP ainda não era diferente entre os grupos. Esta semelhança com os resultados do nosso estudo também pode ser atribuída à semelhança de culturas e tradições dos participantes de ambos os grupos.

CAPÍTULO 8

Conclusões:

É evidente, a partir dos nossos dados, que a posição de esvaziamento em pé em pessoas saudáveis influencia os resultados da urofluxometria e está associada a taxas de fluxo mais elevadas. No entanto, as diferentes posições de micção não têm qualquer efeito sobre o volume residual de urina. Os nossos resultados também indicaram uma diferença nos parâmetros de fluxo em termos de grupos etários.

Com base nos resultados do nosso estudo, recomendamos também a realização de mais estudos prospectivos, estratificados por idade, com um maior número de participantes. Pode também sugerir-se a realização de mais estudos com pressão abdominal concomitante e registo EMG para compreender corretamente o impacto fisiológico das diferentes posições no ato miccional.

Referências:

1.	Riemann M BW, Drinka PJ, Schultz S, Krause P, et al. Position- related changes in voiding dynamics in men. Urology. 1998;52(4):625- 30.

2.	Eryildirim B TF, Kuyumcuoglu U, Erbay E, Pembegul N. Position- related changes in uroflowmetric parameters in healthy young men. Neurourol Urodyn. 2006;25:249-51.

3.	P A. Urodinâmica. . 3ª ed. Londres: Springer- Verlag; 2006. 816 p.

4.	Steers W. Fisiologia e farmacologia da bexiga e da uretra. In: Walsh PC RA, Vaughan ED Jr, Wein AJ, editor. Campbell's urology. 10ª edição. Philadelphia: WB Saunders; 1998. p. 870-906.

5.	S S. Pressões uretrais durante o enchimento da bexiga. . Scand J Urol Nephrol Suppl. 1989;125:45-51.

6.	Wennergren HM OB, Sandstedt P. . A importância do apoio das pernas para o relaxamento dos músculos do pavimento pélvico. Um estudo electromiográfico de superfície em raparigas saudáveis. Scand J Urol Nephrol. 1991;25:205-13.

7.	AC. M. O homem sentado (Homo Sedens) a posição de trabalho sentado. Teoria e prática. . Appl Ergon. 1981;12:19-26.

8.	Choudhury S AM, Mandal AK et al. . Que posição de micção está associada a taxas de fluxo mais baixas em homens adultos saudáveis? O papel da posição natural de micção. . Neurourol Urodyn. 2010;29:413-7.

9.	El-Bahnasawy MS FF. Diferenças urofluxométricas entre as posições de pé e sentada em homens habituados a urinar na posição sentada. . Urology. 2008;71:465-

8.

10.   Amjadi M MS, Pour-Moazen H. . Resultados da urofluxometria em doentes com sintomas de obstrução da saída da bexiga nas posições de pé e de cócoras. . Urol J. 2006;3(1):49-53.

11.   Yamanishi T YK, Sakakibara R et al. . Variação do fluxo urinário consoante a posição de micção em homens normais. . Neurourol Urodyn. 1999;18(6):553-7.

12.   Aghamir SM MM, Arasteh S. . O efeito da posição miccional nos resultados da urofluxometria em homens saudáveis e em doentes com hiperplasia benigna da próstata. . Urol J 2005;2:216-21.

13.   Unsal A CE. Effect of voiding position on uroflowmetric parameters and post-void residual urine volume in patients with benign prostatic hyperplasia. Scand J Urol Nephrol. 2004;38:240-2.

14.   Krishan A dSA, Konijeti R et al. . A anatomia e a embriologia das válvulas da uretra posterior. J Urol. 2006;175:1214-20.

15.   Hamilton WJ M, HW. Hamilton, Boyd e Mossman's Human Embryology. 4ª ed. Baltimore: Williams & Wilkins; 1972

16.   Kelalis PP KL, Belman AB. Clinical Pediatric Urology. Philadelphia: WB Saunders; 1992.

17.   Van der Werff JFA NR, Brands E, Linjsterburg AJM, Vermeij-Keers C. Normal development of the male anterior urethra. Teratology. 2000;61:172.

18.   Endotext - A fonte completa e gratuita de Endocrinologia Clínica. A origem embriológica e o desenvolvimento da uretra prostática [Internet]. 2013 [citado 2013

[Figura] maio]. Disponível em: http://www.endotext.org/male/male9/male9.html

19.   Bartsch G, Rittmaster RS, Klocker H. Dihydrotestosterone and the concept of 5alpha-reductase inhibition in human benign prostatic hyperplasia. World J Urol. 2002 04/;19(6):413-25.

20.   Eaton CL. A etiologia e patogénese da hiperplasia benigna da próstata. Curr Opin Urol. 2003 01/;13(1):7-10.

21.   Anderson J KJ, Cadeddu J. . Benign Prostatic Hyperplasia: Etiology, Pathophysiology, Epidemiology, and Natural History In: Campbell MF WA, Kavoussi LR editor. Campbell-Walsh Urology. 9th ed. Philadelphia: W.B. Saunders; ; 2007.

22.   WC d. Integrative control of the lower urinary tract: Preclinical perspective (Controlo integrativo do trato urinário inferior: perspetiva pré-clínica). Br J Pharmacol 2006 Feb;147(Suppl 2):S25-40.

23.   Abrams P. Subcomité de Normalização da Sociedade Internacional de Continência. A normalização da terminologia da função do trato urinário inferior: relatório do Subcomité de Normalização da Sociedade Internacional de Continência. Neurourol Urodyn. 2002;21(2):167-78.

24.   SJ S. Spinal cord neural organization controlling the urinary bladder and striated sphincter (Organização neural da medula espinal que controla a bexiga urinária e o esfíncter estriado). Prog Brain Res 2002;137:71-82.

25.   G H. Micturição e a alma. J Comp Neurol 2005 Dec 5;493(1):15-20.

26.   Sugaya K. Central nervous control of micturition and urine storage. J Smooth Muscle Res 2005 Jun;41(3):117-32.

27.   Andersson KE WA. Pharmacology of the lower urinary tract: Basis for current

and future treatments of urinary incontinence (Farmacologia do trato urinário inferior: Base para tratamentos actuais e futuros da incontinência urinária). Pharmacol Rev 2004 Dec;56(4):581-631.

28.   Andersson KE AA. Contração e relaxamento da bexiga urinária: Physiology and pathophysiology. Physiol Rev. 2004;84(3):935-86.

29.   Thor KB DC. Central nervous system control of the lower urinary tract: New pharmacological approaches to stress urinary incontinence in women (Controlo do sistema nervoso central do trato urinário inferior: Novas abordagens farmacológicas para a incontinência urinária de esforço nas mulheres). J Urol. 2004 Jul;172(1):27-33.

30.   KE A. Ativação da bexiga: mecanismos aferentes. Urology. 2002;59(5 Suppl 1):43.

31.   LA Birder Wd. Mechanisms of disease: involvement of the urothelium in bladder dysfunction (Mecanismos da doença: envolvimento do urotélio na disfunção da bexiga). Nat Clin Pract Urol. 2007 Jan;4(1):46- 54.

32.   WC d. O urotélio na bexiga hiperactiva: espetador passivo ou participante ativo? Urology. 2004;64(6 Suppl 1):7-11.

33.   LA B. Alterações da função da bexiga urinária em ratinhos que não possuem o recetor vanilóide TRPV1. Nat Neurosci 2002;5(9):856-60.

34.   LA B. A expressão de receptores vanilóides sugere um papel sensorial para as células epiteliais da bexiga urinária. . Proc Natl Acad Sci U S A 2001;98(23):13396-401.

35.   Brading AF MK. Mecanismo da doença: Células intersticiais especializadas do trato urinário - uma avaliação dos conhecimentos actuais. Nature Clin Pract Urol.

2005;11:546-54.

36.   Blok BF dH, Holstege G The pontine micturition center projects to sacral cord GABA immunoreactive neurons in the cat. Neurosci Lett. 1997 Sep 19;233(2-3):109-12.

37.   DJ G. Cerebral control of bladder function (Controlo cerebral da função da bexiga). Curr Urol Rep. 2004;5(5):348-52.

38.   Albala DM GL, Morey AF, Stein JP. . Urological Investigations. 1 ed. EUA: Oxford University Press, Inc; 2011.

39.   Jorgensen JB, Jensen KM. Uroflowmetry. As clínicas urológicas da América do Norte. 1996 maio;23(2):237-42. PubMed PMID: 8659023. Epub 1996/05/01. eng.

40.   Boone TB KY. Uroflowmetry. In: Nitti V, editor. Práticas urodinâmica. Philadelphia: WB Saunders; 1998. p. 28-37.

41.   Jensen KM-E JJ, Mogensen P. Reprodutibilidade da urofluxometria variável em homens idosos. . Urol Res. 1985;13:237-9.

42.   Jorgensen JB JK, Mogensen P. Age-related variation in urinary flow variables and flow curve patterns in elderly men. Br J Urol. 1992;69:265- 71.

43.   Tessler J SE. A instrumentação uretral afecta as medições da urofluxometria? Br J Urol. 1990;65:261-3.

44.   Drach GW LT, Binard WJ. Male peak urinary flow rate. Relationship to volume voided and age. J Urol. 1979;122:210-4.

45.   Drach GW IJ, Layton T. Peak urinary flow rate: observations in female subjects and comparison to male subjects. J Urol 1979;122:215-9.

46.	Karl C GR, Hannapel J. Medições do fluxo urinário: O seu rendimento informativo numa investigação a longo prazo de medições pré e pós-operatórias. Urol Int 1986;41:270-5.

47.	Rovner ES WA. Urodinâmica prática: Parte I. Série de actualizações da AUA. 2002;XXI(lição 19):146-51.

48.	Scha "fer W AP, Liao L. Boas práticas urodinâmicas: Uroflowmetry, cistometria de enchimento e estudos de pressão-fluxo. Neurourol Urodyn. 2002;21:261-74.

49.	von GB. Análise da micção. Um novo método de registo do esvaziamento da bexiga. Ata Chir Scand 1956 112:326-40.

50.	Renard JM LC, Swami S, Abrams P. The obstructive effect of a urethral catheter (O efeito obstrutivo de um cateter uretral). J Urol. 1996;155:901-3.

51.	Grino PB BR, Blaivas JG, Siroky MB, Andersen JT, Cook T, Stower E. Fluxo urinário máximo por urofluxometria: Interpretação automática ou visual. J Urol. 1993;149:339-41.

52.	Sullivan J SL, Abrams P. An audit of urodynamic standardisation in the West Midlands, UK (Uma auditoria da normalização urodinâmica em West Midlands, Reino Unido). Br J Urol Int. 2003;91:430.

53.	Grino PB BR, Blaivas JG, Siroky MB, Andersen JT, Cook T, Stower E. Fluxo urinário máximo por urofluxometria: Interpretação automática ou visual J Urol. 1993;149:339-41.

54.	Siroky MB OC, Krane RJ. O nomograma de caudal. I. Desenvolvimento. J Urol. 1979;122:665-8.

55.   JOrgensen JB JK-E, Bille-Brahe NE, Morgensen P. Uroflowmetry in asymptomatic elderly males. Br J Urol. 1986;58:390-5.

56.   T G. Micturition studies in infants and children (Estudos de micção em bebés e crianças). Scand J Urol Nephrol Suppl. 1970;4:217-30.

57.   Szabo L FS. Caudais máximos e médios de urina em crianças normais - os nomogramas de miskolc. Br J Urol Int. 1995;76:16-20.

58.   Griffiths DJ SR. Place of the free flow curve in the urodynamic investigation of children. Br J Urol

56:474-477. Br J Urol. 1984;56:474-7.

59.   KA B. Urinary flow during micturition in normal women (Fluxo urinário durante a micção em mulheres normais). Ata Chir Scand. 1965;130:357-70.

60.   Backman KA vGB, Sundblad R. Micturição em mulheres normais. Estudos de pressão e fluxo. Ata Chir Scand 1966;132:403-12.

61.   P A. Prostatismo e prostatectomia: O valor da medição do caudal urinário na avaliação pré-operatória para a operação. J Urol 1977;117:70-1.

62.   Drach GW SD. Avaliação clínica de doentes com obstrução prostática; correlação das taxas de fluxo com o volume vesical esvaziado, residual ou total. . J Urol 1986;135:737-40.

63.   von GB. Micção no homem normal. Ata Chir Scand 1958;114:197-210.

64.   Tanagho E. A. DDY. Estudos urodinâmicos. 17ª ed. Tanagho E. A. JWM, editor. Nova Iorque, NY, EUA: The McGraw-Hill companies; 2008.

65.   Choudhury S, Agarwal MM, Mandal AK, Mavuduru R, Mete UK, Kumar S, et al. Which voiding position is associated with lowest flow rates in healthy adult men? role of natural voiding position. Neurourol Urodyn. 2010;29(19634168):413-7.

66.   Devreese AM NG, Staes F. Do posture and straining influence urinary-flow parameters in normal woman? Neurourol Urodyn. 2000;19:3- 8.

67.   Gupta NP KA, Kumar R. A posição afecta a urofluxometria

nas mulheres? Urol Int. 2008;80:37-40.

68.   Moore KH RD, Sutherst JR. Agachar-se sobre o assento da sanita: Prevalência entre os pacientes britânicos com problemas ginecológicos e seu efeito sobre a micção. . Br J obstet Gynaecol 1991;98:569-72.

69.   Bockus H. Gastroenterologia. Philadelphia: Saunders Co; 1994.

70.   S R. Impact of ethnic habits on defecographic measurements (Impacto dos hábitos étnicos nas medições defecográficas). Arch Iranian Med. 2002;5(2):115-7.

71.   Yamanishi T YK, Sakakibara R. Variação do fluxo urinário consoante a posição de micção em homens normais. Neurourol Urodyn 1999;18(6):553-7.

72.   Unsal A CE. A posição de micção não afecta os parâmetros urofluxométricos e o volume residual de urina após a micção em voluntários saudáveis. Scand J Urol Nephrol 2004;38:469-71.

73.   Uluocak N OT, Acar O. Positional changes in voiding dynamics of children with non-neurogenic bladder dysfunction. Urology 2008;72(3):530-4.

74.   Choudhury S AM, Mandal AK et al. Which voiding position is associated with lowest flow rates in healthy adult men? O papel da posição natural de micção. Neurourol Urodyn. 2010;29:413-7.

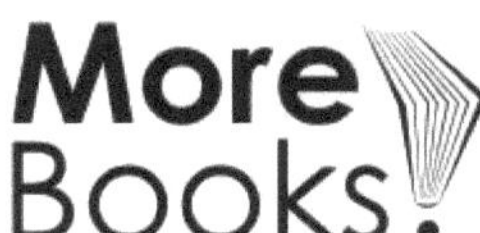

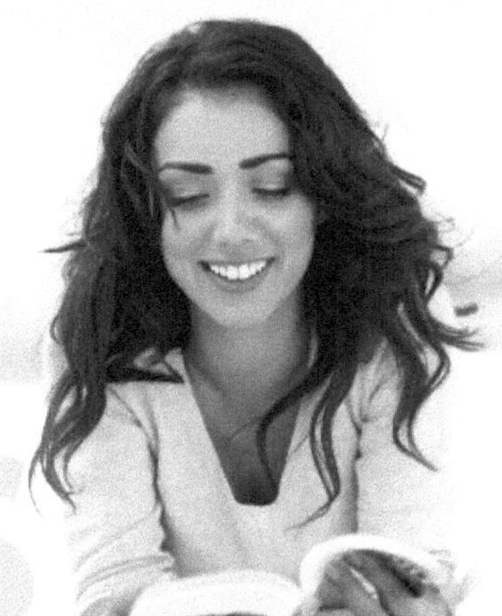

I want morebooks!

Buy your books fast and straightforward online - at one of world's fastest growing online book stores! Environmentally sound due to Print-on-Demand technologies.

Buy your books online at
www.morebooks.shop

Compre os seus livros mais rápido e diretamente na internet, em uma das livrarias on-line com o maior crescimento no mundo! Produção que protege o meio ambiente através das tecnologias de impressão sob demanda.

Compre os seus livros on-line em
www.morebooks.shop

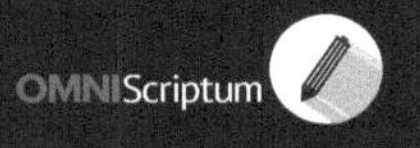

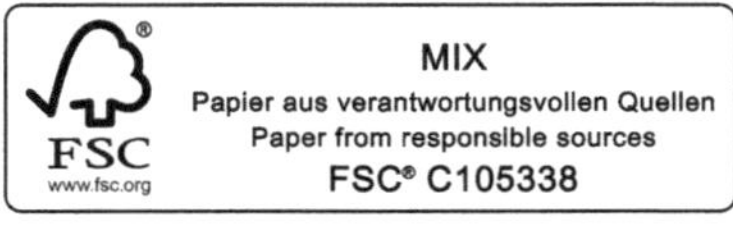

Printed by Books on Demand GmbH, Norderstedt / Germany